CONTENTS

DR.GABRIELE BURACCHI

LA VITAMINA

D

COSA È

DOVE SI TROVA

A COSA SERVE

COLLANA: VITAMINE E SALI MINERALI

Dr. Gabriele Buracchi
Nutrizionista e Psicologo

COSA SONO LE VITAMINE E COME FUNZIONANO?

Le vitamine sono composti organici di cui le persone hanno bisogno in piccole quantità.

La maggior parte delle vitamine deve provenire dal cibo perché il corpo o non le produce o ne produce molto poche.

La situazione è comunque diversa da una vitamina all'altra.

Ogni organismo ha esigenze vitaminiche diverse.

Ad esempio, gli esseri umani hanno bisogno di assumere la vitamina C dalla loro dieta, mentre la maggior parte degli animali la producono.

Si parla della vitamina C nell'apposito volume.

Per gli esseri umani, la vitamina D non è disponibile in quantità sufficienti negli alimenti, o comunque deve essere effettuata una scelta mirata degli alimenti stessi, ma il corpo umano sintetizza la vitamina D quando esposto alla luce solare, e questa è la migliore fonte di vitamina D.

Purtroppo, come vediamo oltre nel libro, non sempre l'irradiazione solare è sufficiente come può avvenire in inverno anche ai nostri climi o ancor più come avviene nel Nord o nel Sud estremo dove la luce solare è praticamente assente per alcuni mesi all'anno.

Vitamine diverse svolgono ruoli diversi nel corpo e una persona richiede una quantità diversa di ciascuna vitamina per rimanere in salute.

Naturalmente molte funzioni fisiologiche richiedono l'intervento di varie vitamine nonché dei Sali minerali.

Quando possibile queste sinergie sono illustrate nel libro.

Questo volume della collana **Vitamine e Sali Minerali** si occupa nello specifico della vitamina D e dopo la parte introduttiva più generale, si basa solo ed esclusivamente su pubblicazioni scientifiche che vengono riportate in parte con indicazione bibliografica di riferimento

Le vitamine sono sostanze organiche presenti in quantità minime negli alimenti naturali.

Avere troppo poco di una particolare vitamina può aumentare il rischio di sviluppare determinati problemi di salute.

Una vitamina è un composto organico, il che significa che contiene carbonio.

È anche un nutriente essenziale di cui il corpo in varia

misura a seconda della specifica vitamina, può dover trarre dal cibo.

Nello specifico tutte le Vitamine assieme ai Sali Minerali rientrano nella categoria dei Micronutrienti.

Il concetto di vitamina e la parola stessa, sono una acquisizione scientifica molto recente dato che fu Casimir Funk (scienziato polacco) che nel 1912 descrisse un nuovo composto organico essenziale alla vita dell'uomo che chiamò VITAMINA.

Si trattava di quella che poi fu chiamata Vitamina B1 o Tiamina.

A questa prima scoperta, si sono progressivamente aggiunte molte altre vitamine che, un poco alla volta, hanno permesso di capire l'origine di malattie molto diffuse, spesso gravissime e in molto casi mortali come il Beri-Beri o lo Scorbuto.

Ma oltre a queste malattie, le vitamine entrano praticamente in tutte le funzioni vitali.

QUALI SONO LE VITAMINE

La classificazione più comune delle vitamine è riferita alla loro solubilità.

Distinguiamo quindi:

*Vitamine Idrosolubili
(solubili in acqua):*

vit. C (acido L-ascorbico),
vit. B1(Tiamina),
vit. B2 (Riboflavina),
vit. B3 o PP (Niacina),
vit. B5 (Acido pantotenico),
vit. B6 (Piridossina),
vit. B 8 o H, (Biotina),
vit. B9 o Bc (Acido Folico e folati),
vit. B12 (Cianocobalamina),
Vit. B 17 (Amigdalina)[1]

*Vitamine liposolubili
(solubili in grassi):*

vit. A,
vit. D,
vit. E,
vit. K,
vit. "F" o acidi grassi essenziali (AGE).

LA VITAMINA D

Vitamina D (liposolubile)

Vitamina D è il nome collettivo di **colecalciferolo (vitamina D3)** ed **ergocalciferolo (vitamina D2)**, che sono precursori di ormoni con un ruolo importante nella regolazione del metabolismo del calcio e dei fosfati.

Una sintesi.

Il seguente articolo [2] scientifico, *Vitamin D: A millenium perspective*, tradotto integralmente, ci dice che:

"La vitamina D è uno degli **ormoni** più antichi che sono stati prodotti nelle prime forme di vita per oltre 750 milioni di anni.

Il fitoplancton, lo zooplancton e la maggior parte delle piante e degli animali esposti alla luce solare hanno la capacità di produrre vitamina D.

La vitamina D è di fondamentale importanza per lo sviluppo, la crescita e il mantenimento di uno scheletro sano dalla nascita fino alla morte.

La funzione principale della vitamina D è quella di mantenere l'omeostasi del calcio.

Lo fa aumentando l'efficienza dell'intestino per assorbire il calcio alimentare.

Quando c'è calcio inadeguato nella dieta per soddisfare

il fabbisogno di calcio del corpo, la vitamina D comunica agli osteoblasti che segnalano ai precursori degli osteoclasti di maturare e dissolvere il calcio immagazzinato nell'osso.

La vitamina D viene metabolizzata nel fegato e poi nel rene in 1,25-diidrossivitamina D [1,25(OH)2D].

I recettori 1,25(OH)2D (VDR) sono presenti non solo nell'intestino e nelle ossa, ma in un'ampia varietà di altri tessuti, inclusi cervello, cuore, stomaco, pancreas, linfociti T e B attivati, pelle, gonadi, ecc. 1,25(OH)2D è una delle sostanze più potenti per inibire la proliferazione delle cellule normali e iperproliferative e indurle a maturare.

È anche riconosciuto che un'ampia varietà di tessuti, inclusi colon, prostata, mammella e pelle, possiede il macchinario enzimatico per produrre 1,25(OH)2D. 1,25(OH)2D e suoi analoghi sono stati sviluppati per il trattamento della psoriasi iperproliferativa.

La carenza di vitamina D è un grave problema di salute non riconosciuto.

Non solo provoca rachitismo nei bambini, osteomalacia e osteoporosi negli adulti, ma può avere effetti di lunga durata.

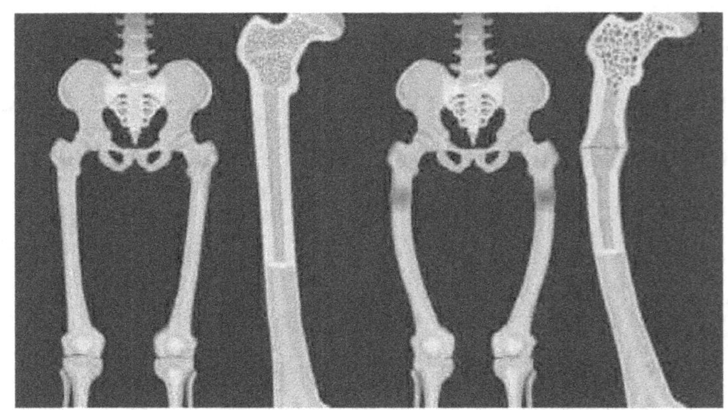

La carenza cronica di vitamina D può avere gravi conseguenze negative, tra cui un aumento del rischio di ipertensione, sclerosi multipla, tumori del colon, della prostata, della mammella e delle ovaie e diabete di tipo 1. È necessario comprendere meglio l'importanza della vitamina D per la salute e il benessere generale."

Fatta questa premessa generale, preciso che per vit. D si intende un gruppo di **secosteroidi** (un tipo di steroide con una struttura ad anello *"rotto"*) liposolubili, necessario per molte funzioni biologiche, in primo luogo l'omeostasi e il metabolismo del calcio e del fosfato, promuovendo la crescita fisiologica dello scheletro, il rimodellamento osseo e prevenendo la degenerazione ossea con l'età.

Promuove anche l'assorbimento intestinale del calcio, del fosfato e del magnesio.

Oltre questo, ha un ruolo importante sulla crescita cellulare, su varie funzioni neuromuscolari e immunitarie, e sulla riduzione dell'infiammazione.

La vit. D, nelle giuste condizioni di illuminazione solare, può essere sintetizzata in dosi adeguate dalla maggior parte dei mammiferi e quindi non è necessariamente un elemento dietetico essenziale.

A rigor di termini non dovrebbe nemmeno essere considerata una vitamina ma piuttosto un pro-ormone, attivabile nell'ormone calcitriolo, che produce i suoi effetti interagendo con un recettore nucleare situato in più cellule di tessuti differenti.

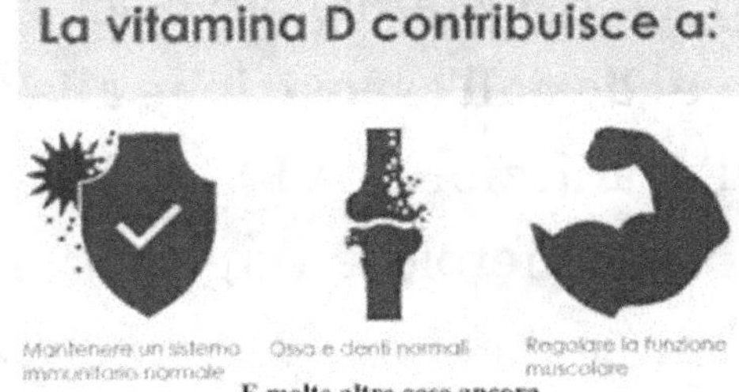

DA DOVE PROVIENE.

Come abbiamo detto i composti più importanti sono la vit. D3 (colecalciferolo) e la vit. D2 (ergocalciferolo) – che tuttavia dovranno essere trasformati in calcitriolo (forma ormonale attiva).

La principale fonte è costituita dalla produzione endogena del colecalciferolo (vit D3) a livello della pelle, partendo dal colesterolo, attraverso una reazione chimica **che dipende dall'esposizione alla luce solare** (in particolare dall'irradiazione UVB).

Ovviamente colecalciferolo e l'ergocalciferolo vengono assunti anche con la dieta, ma solo pochi alimenti sono interessanti come contenuto.

In condizioni normali l'esposizione alla luce solare è sufficiente per soddisfare i bisogni di calciferolo dell'organismo.

Tuttavia, soprattutto per sicurezza, in Italia si consigliano i seguenti Livelli di assunzione.

lattanti 10÷25 µg

bambini 1÷3 anni 10 µg

bambini 4÷10 anni 0÷10 µg

ragazze e ragazzi 11÷17 anni 0÷15 µg

adulti 0÷10 µg

anziani 10 µg

gestante 10 µg; nutrice 10 µg.

Nota:

1 UI = 0,025 µg di calciferolo

1 µg di calciferolo = 40 UI di vit.D.

BUONE FONTI DI VITAMINA D.

Sono ottime fonti alimentari soprattutto pesce, fegato e tuorlo d'uovo, mentre nessuna frutta o verdura apporta livelli interessanti di vitamina D.

Alimenti	Contenuto vitamina D (in µg per 100 g)	fabbisogno giornaliero (20 µg)
Anguilla affumicata	22	91 g
Aringa arrotolata	12	167 g
Sardina	11	182 g
Salmone selvaggio	8,4	238 g
Carne macinata di vitello	5	400 g
Margarina	5	400 g
Tonno	4,2	476 g
Avocado	3,4	3 pezzi
Funghi porcini	3,1	645 g
Uova	2,9	10 pezzi

In effetti al di fuori del regno animale, solo alcune alghe e certe specie di funghi mostrano concentrazioni *"interessanti"* di vitamina D.

Tracce più o meno importanti di vitamina D sono state rilevate nelle foglie di diverse piante, soprattutto della famiglia delle *Solanaceae* (ad es. foglie di pomodoro e patata).

Esistono prove che le microalghe potrebbero essere l'origine dell'alto contenuto di vitamina D nel pesce, in quanto base della catena alimentare.

Inoltre, è stato dimostrato che anche alcune macroalghe, come l'alga bruna *Sargassum multicum*, possono contenere quantità elevate di vitamina D (90 µg/100 g). **Vitamin analysis of five planktonic microalgae and one macroalga** [3]

Tuttavia, le macroalghe di largo consumo non sono considerate una fonte soddisfacente di vitamina D.

Ad esempio, uno studio ha trovato un contenuto irrisorio di vitamina D (0,01 µg/100 g di peso secco) nel kombu fresco australiano.

Vitamin D Content of Australian Native Food Plants and Australian-Grown Edible Seaweed [4].

Perché è comunque importante assumere vitamina D con la dieta?

Essendo la vitamina D prodotta dall'organismo, in

funzione dei raggi UVB della luce solare, si potrebbe pensare che sia superfluo assumerla anche con la dieta.

Il problema è che la captazione dei raggi UVB nella popolazione risulta piuttosto variabile, basta pensare alle popolazioni del Nord Europa che per molti mesi all'anno praticamente non vedono sole, o anche più semplicemente alle differenze che comunque esistono, tra nord e sud Italia. Inoltre anche se in estate è relativamente facile prendere il sole, in inverno a causa dell'abbigliamento e della minor presenza di sole, può diventare semplice cominciare a non produrre più abbastanza vit.D.

Per questo è bene, specialmente nella brutta stagione, consumare alimenti contenenti vit.D.

Naturalmente anche in inverno si possono attuare misure come esporre viso o braccia al sole, ma questo dipende dall'iniziativa di ognuno di noi e dalle condizioni climatiche

ASSORBIMENTO DELLA VITAMINA D.

L'assorbimento nell'intestino della vit. D assunta con gli alimenti è legato alla via dei grassi alimentari, infatti il calciferolo è assorbito a livello intestinale con le stesse modalità dei lipidi e quindi entra a far parte delle micelle, che si formano per combinazione dei sali biliari con i prodotti derivanti dall'idrolisi dei lipidi.

Il calciferolo viene assorbito per diffusione passiva negli enterociti e successivamente incorporato nei chilomicroni e trasportato in circolo attraverso i vasi linfatici mesenterici.

Va notato, però, che a differenza delle altre vitamine liposolubili, il calciferolo non viene immagazzinato nel fegato.

A COSA SERVE?

La funzione principale e più nota di questa vitamina è quella di favorire la *mineralizzazione dell'osso*, aumentando l'assorbimento intestinale di fosforo e calcio, e diminuendo l'escrezione di calcio nell'urina.

La quasi totalità delle cellule è capace di legare la vit. D attraverso una proteina presente all'interno della cellula, detta recettore della vit. D, ed è pertanto sottoposta all'azione della sua forma biologicamente attiva, detta calcitriolo.

Sicuramente non è un caso che la la vitamina D venne scoperta nel corso della ricerca della sostanza dietetica mancante nei bambini affetti da rachitismo (la forma infantile dell' osteomalacia).

Ecco perché gli integratori di vitamina D vengono tutt'oggi somministrati per trattare o prevenire l'osteomalacia, il rachitismo e l'osteoporosi.

L'osteomalacia è una patologia ossea che può colpire gli adulti e che rappresenta l'equivalente del rachitismo nei bambini, dal momento che in entrambi i casi la causa è rappresentata da una carenza di vit. D.

Si tratta di un'osteopatia metabolica caratterizzata da un difetto di mineralizzazione ossea.

Il risultato è una massa ossea di volume normale, ma che presenta un ridotto contenuto minerale, e ciò rende l'osso fragile e suscettibile di malformazioni, fratture e dolori.

Diversamente, l'Osteomalacia è caratterizzata il volume della microarchitettura ossea risulta conservato, quello che è diminuito è il suo contenuto minerale.

Diversamente, nell'Osteoporosi si osserva una riduzione della quantità di matrice ossea, che però è normalmente mineralizzata.

Il rachitismo è una patologia scheletrica (osteopatia) con esordio nell'infanzia, che è causata da un difetto nella mineralizzazione della matrice ossea e potenzialmente responsabile, in uno stadio avanzato, di deformità e fratture ossee.

NON SOLA OSSA.

Oltre all'azione sul tessuto osseo, la vitamina D svolge molte altre funzioni che sono raccolte come azioni extra-scheletriche della vitamina D.

Fondamentale è il contributo della vitamina D al funzionamento *sistema immunitario*.

In particolare, la vitamina D è fondamentale per l'attivazione della prima linea di difesa contro alcuni microrganismi patogeni poiché aumenta la capacità delle cellule del *sistema immunitario*, preposte a questa funzione, di eliminare microrganismi.

Inoltre la vitamina D ha la capacità di modulare la risposta infiammatoria controllando il grado di attivazione di molte cellule del *sistema immunitario* e la produzione di fattori che intervengono nell'infiammazione.

Vediamo nei capitoli successivi i principali in quali tessuti interviene la vitamina D e dove la sua carenza può dare luogo a patologie anche molto gravi, a parte l'apparato osseo di cui abbiamo sopra parlato ed ormai ben noto da lungo tempo.

Capita purtroppo, anche parlando con presunti esperti del settore, che l'importanza della vitamina D venga confinata al settore delle ossa e che qualsiasi attenzione verso le sue altre innumerevoli funzioni venga schernita.

Questo è un atteggiamento tipico di quelli che dicono di *"credere nella scienza"*.

In realtà questa ne è la negazione totale.

DIFESE IMMUNITARIE

Il nostro Sistema Immunitario rappresenta la migliore difesa contro le minacce provenienti dall'ambiente esterno - come virus, batteri, spore fungine e parassiti ecc. - ma anche dall'interno - come ad esempio le cellule *impazzite* quali quelle tumorali o comunque malfunzionanti.

Esistono moltissime sostanze esterne, farmaci, tossine ma anche fattori interni come lo stress o nostri comportamente sbagliati che possono ridurre le nostre difese.

Se vogliamo tenere alte le nostre difese dobbiamo attuare comportamenti che permettano al nostro sistema immunitario di funzionare al meglio. La vitamina D, quindi, non è una **medicina da comprare in farmacia**, ma una sostanza che come altre vitamine, sali minerali, antiossidanti etc deve essere presente nel nostro organismo per svolgere le sue molteplici funzioni, tra cui contribuire a tenere alte le difese immunitarie.

Vediamo quindi alcuni studi, tra le migliaia che esistono, che sono solo esempi per approfondire questo specifico argomento.

1) Un primo studio a carattere generale sull'argomento, descrive una serie di scoperte che hanno portato alla proposta che i metaboliti 25-idrossilati della vit. D sono regolatori intracellulari chiave della sintesi e dell'azione delle molecole di *defensine* presenti in natura contro gli antigeni batterici. **Vitamin D in Defense of the Human Immune Response**[5] .

2) Un altro articolo, **Frontiers in vitamin D; basic research and clinical application. Vitamin D regulation of macrophage -dependent innate immunity** [6], ci dice che

"Recentemente sono state descritte due funzioni chiave della vitamina D: l'induzione di peptidi antimicrobici e l'autofagia nelle cellule del lignaggio monociti/macrofagi, rivelando un quadro molto più chiaro del ruolo della vitamina D come immunomodulatore, in particolare nell'immunità innata contro agenti patogeni quali come Mycobacterium tuberculosis".

Ricordo che nel corso della cosiddetta pandemia(?) di Covid 19, addirittura le sedicenti autorità sanitarie sono arrivate a criminalizzare quelli che proponevano vitamine come la D o la C od altre sostanze naturali come presidio contro l'infezione. Vediamo di seguito alcuni studi.

3) Andando nello specifico sul Covid 19, l'articolo **Mini-Review on the Roles of Vitamin C, Vitamin D, and Selenium in the Immune System against COVID-19** [7]ci dice che:

"Studi recenti su pazienti affetti da COVID-19 hanno dimostrato che le carenze di vitamina D e selenio sono evidenti nei pazienti con infezioni acute delle vie respiratorie.

La vitamina D migliora la barriera fisica contro i virus e stimola la produzione di peptidi antimicrobici.

Può prevenire le tempeste di citochine diminuendo la produzione di citochine infiammatorie."

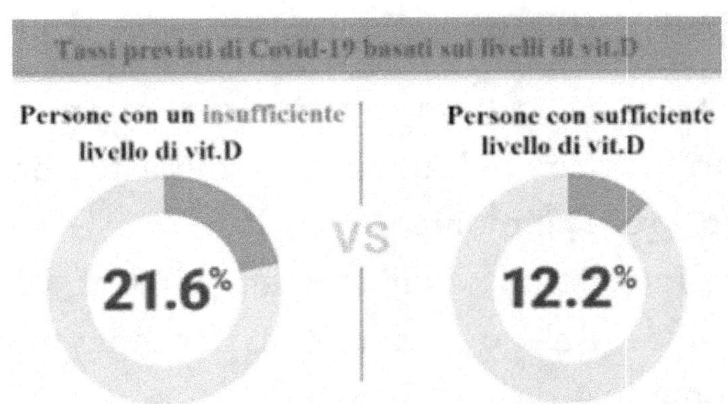

4) Un altro articolo, **Putative roles of vitamin D in modulating immune response and immunopathology associated with COVID-19** [8] ci dice che:

"Poiché la stragrande maggioranza delle persone entra nelle unità di terapia intensiva e muore, ha avuto una grave carenza di vitamina D, quindi, quest'area deve essere indagata seriamente.

Inoltre, questo articolo valuta il ruolo della vitamina D nel ridurre il rischio di COVID-19."

5) Il seguente articolo: **Role of vitamin D in preventing of COVID-19 infection, progression and severity** [9] ci dice che:

"questo studio ha determinato la correlazione dei livelli di vitamina D con i casi e i decessi di COVID-19 in 20 paesi europei al 20 maggio 2020. È stata osservata una correlazione negativa significativa (p=0,033) tra i livelli medi di vitamina D e i casi di COVID-19 per uno milioni di abitanti nei paesi europei."

Diversi studi hanno dimostrato il ruolo della vitamina D nel ridurre il rischio di infezioni virali acute del tratto respiratorio e la polmonite.

Questi includono l'inibizione diretta con la replicazione virale o con metodi antinfiammatori o immunomodulatori.

6) Un altro[10] studio ci dice che :

" il gruppo di intervento aveva un tempo di sopravvivenza più lungo rispetto al gruppo di confronto (log-rank P =

0,002).

Infine, l'integrazione di vitamina D3 è stata inversamente associata al punteggio OSCI per COVID-19 (β=-3,84 [IC 95%:-6,07;-1,62], P = 0,001).

In conclusione, **l'integrazione di vitamina D3 in bolo durante o appena prima del COVID-19 è stata associata negli anziani fragili con COVID-19 meno grave e un migliore tasso di sopravvivenza."**

7) Uno studio[11] sul sistema immunitario ci dice che:

"Il coinvolgimento della vitamina D/VDR nell'attività anti-infiammatoria e anti-infettiva rappresenta un'attività recentemente identificata e altamente significativa per VDR.*

Gli studi hanno indicato che la disregolazione del VDR può portare a risposte infiammatorie esagerate, aumentando la possibilità che i difetti nella trasduzione del segnale di vitamina D e VDR possano essere collegati a infezione batterica e infiammazione cronica.

Un'ulteriore caratterizzazione della vitamina D/VDR contribuirà a chiarire la patogenesi di varie malattie umane e nella progettazione di nuovi approcci per la prevenzione e il trattamento." *VDR =Vitamin D receptor (VDR)

Gli articoli scientifici che parlano dell'utilità estrema della vit.D, magari in associazione con la vit. C, E ed altre, oltre ai minerali ed altri antiossidanti verso i vari tipi di infezione compreso il Covid, sono in numero ormai illimitato.

Certe scoperte erano comunque ben note da decine di anni e nessuno le aveva mai contestate.

Scommetto che il vostro medico non ve lo ha detto.

CANCRO

Per quanto riguarda il cancro, la mole degli studi è davvero ragguardevole.

Perché i ricercatori sul cancro stanno studiando una possibile connessione tra vitamina D e rischio di cancro ma anche di cura?

Uno studio[12] generale ci dice che le prime ricerche epidemiologiche hanno mostrato che l'incidenza ed i tassi di mortalità per alcuni tumori erano inferiori tra gli individui che vivevano alle latitudini meridionali, dove i livelli di esposizione alla luce solare sono relativamente alti, rispetto a quelli che vivevano alle latitudini settentrionali.

Poiché l'esposizione alla luce ultravioletta della luce solare porta alla produzione di vitamina D, i ricercatori hanno ipotizzato che la variazione dei livelli di vitamina D potrebbe spiegare questa associazione.

Prove sperimentali hanno anche suggerito una possibile associazione tra vitamina D e rischio di cancro.

Negli studi sulle cellule tumorali e sui tumori nei topi, è stato scoperto che la vitamina D ha diverse attività che potrebbero rallentare o prevenire lo sviluppo del cancro, tra cui la promozione della differenziazione cellulare, la diminuzione della crescita delle cellule tumorali, la stimolazione della morte cellulare (apoptosi) e la riduzione del tumore formazione di vasi sanguigni (angiogenesi) [13],[14],[15],[16].

Quali sono le prove che la vitamina D può aiutare a ridurre il rischio di cancro nelle persone?

Numerosi studi epidemiologici hanno indagato se le persone con una maggiore assunzione di vitamina D o livelli ematici più elevati di vitamina D hanno un rischio inferiore di tumori specifici.

I tumori per i quali sono disponibili i dati più per gli umani, sono il cancro del colon-retto, della mammella, della prostata e del pancreas.

Numerosi studi epidemiologici hanno dimostrato che una maggiore assunzione o livelli ematici di vitamina D sono associati a un ridotto rischio di cancro del colon-retto [17],[18],[19],[20].

Vediamo ora nel dettaglio alcuni studi specifici su vari tipi di tumore, ricordando che la vitamina D, pur importante, è sicuramente solo uno dei fattori protettivi e che, quindi, altre vitamine e Sali minerali svolgono un ruolo nella prevenzione e nella cura dei tumori

1) Una review di studi [21] ci dice che:

"L'1,25-(OH)2D3 e altri agonisti del recettore della

vitamina D modulano la biologia di diversi tipi di cellule stromali come fibroblasti, cellule endoteliali e immunitarie in un modo che interferisce con la comparsa di metastasi.

In sintesi, i dati meccanicistici disponibili supportano l'azione protettiva globale della vitamina D contro diversi importanti tipi di cancro"

2) Un'altra review [22]ci dice che:

"La vitamina D agisce come un fattore di trascrizione che influenza i meccanismi centrali della tumorigenesi: crescita, differenziazione cellulare e apoptosi.

Oltre agli studi cellulari e molecolari, le indagini epidemiologiche hanno dimostrato che l'esposizione alla luce solare e il conseguente aumento dei livelli circolanti di vitamina D sono associati a una ridotta insorgenza e una ridotta mortalità in diversi tipi istologici di cancro.

Un altro campo di interesse recente riguarda i polimorfismi del recettore della vitamina D (VDR); in questo contesto, dati preliminari suggeriscono che i polimorfismi VDR più frequentemente associati alla tumorigenesi sono Fok1, Bsm1, Taq1, Apa1, EcoRV, Cdx2; sebbene siano necessari ulteriori studi per chiarire il loro ruolo nel cancro. In questa recensione, viene discussa la relazione tra vitamina D e cancro."

3) Un'altra review [23] conclude che :

"L'azione antiproliferativa fa dell'1,25-(OH)2D e dei suoi analoghi un possibile strumento terapeutico per il trattamento di disturbi iperproliferativi, tra cui diversi tipi di cancro.

Questa recensione si concentra sugli effetti dell'1,25(OH)2D e dei suoi analoghi sulla proliferazione cellulare, i risultati di esperimenti in vivo in animali carenti di vitamina D o resistenti al cancro e gli attuali studi epidemiologici e di intervento che collegano lo stato o il trattamento della vitamina D e cancro umano".

4) Un'altra review [24]ha esaminato 63 studi osservazionali sullo stato della vitamina D in relazione al rischio di cancro, inclusi 30 del colon, 13 della mammella, 26 della prostata e 7 del cancro ovarico, e molti che hanno valutato l'associazione del genotipo del recettore della vitamina D con il rischio di cancro. Ci dice che:

"La maggior parte degli studi ha trovato una relazione protettiva tra uno stato sufficiente di vitamina D e un minor rischio di cancro.

L'evidenza suggerisce che gli sforzi per migliorare lo stato della vitamina D, ad esempio mediante l'integrazione di vitamina D, potrebbero ridurre l'incidenza del cancro e la mortalità a basso costo, con pochi o nessun effetto avverso.

Sebbene la carenza di VITAMINA D sia nota principalmente

per la sua associazione con fratture e malattie ossee, la sua associazione recentemente riconosciuta con il rischio di diversi tipi di cancro sta ricevendo una notevole attenzione. L'elevata prevalenza della carenza di vitamina D, combinata con la scoperta di un aumento del rischio di alcuni tipi di cancro in coloro che ne sono carenti, suggerisce che la carenza di vitamina D può essere responsabile di diverse migliaia di morti premature per cancro al colon, al seno, alle ovaie e alla prostata ogni anno. Questa scoperta crea un nuovo slancio per garantire un adeguato apporto di vitamina D al fine di ridurre il rischio di cancro."

5) Uno studio mirato ci dice che :

"Il calcitriolo -forma attiva della vitamina D- ha forti effetti antiproliferativi nel cancro della prostata, della mammella, del colon-retto, della testa/collo e del polmone, così come nei sistemi modello di linfoma, leucemia e mieloma.

Gli effetti antiproliferativi sono osservati in vitro e in vivo.

I meccanismi di questi effetti sono associati all'arresto GO/G1, all'induzione dell'apoptosi, alla differenziazione e alla modulazione della segnalazione mediata dal fattore di crescita nelle cellule tumorali.

Oltre agli effetti diretti sulle cellule tumorali, dati recenti supportano fortemente l'ipotesi che gli effetti stromali degli analoghi della vitamina D (ad esempio, effetti diretti sulla vascolarizzazione del tumore) siano importanti anche negli effetti antiproliferativi."

6) Uno studio [25]concernente il cancro al colon ci dice che:

"Regolando l'espressione di molti geni attraverso diversi meccanismi, l'1,25(OH)2D3 induce la differenziazione, controlla il metabolismo della disintossicazione e il fenotipo cellulare, sensibilizza le cellule all'apoptosi e inibisce la proliferazione delle cellule di carcinoma del colon umano in coltura.

Coerentemente, 1,25(OH)2D3 e molti dei suoi analoghi diminuiscono la tumorigenesi intestinale nei modelli animali. I dati molecolari, genetici e clinici negli esseri umani sono scarsi ma suggeriscono che la vitamina D è protettiva contro il cancro al colon."

MALATTIE CARDIOCIRCOLATORI E

Per quanto riguarda le malattie cardiovascolari:

1) un articolo **Vitamin D, cardiovascular disease and mortality** [26]ci dice che:

"...l'espressione del recettore della vitamina D (VDR) e degli enzimi che metabolizzano la vitamina D nel cuore e nei vasi sanguigni suggerisce un ruolo della vitamina D nel sistema cardiovascolare. ...vari studi sperimentali suggeriscono una protezione cardiovascolare da parte della vitamina D, tra cui azioni antiaterosclerotiche, antinfiammatorie e cardioprotettive dirette, effetti benefici sui classici fattori di rischio cardiovascolare e soppressione dell'ormone paratiroideo (PTH) livelli.

Negli studi epidemiologici, bassi livelli di 25(OH)D sono associati ad un aumentato rischio di malattie cardiovascolari e mortalità."

2) Una review [27]ci dice che:

"Oltre al metabolismo minerale, l'espressione del recettore

della vitamina D è stata identificata in tutto il sistema cardiovascolare (CV).

Studi sperimentali hanno mostrato effetti benefici della vitamina D su cuore e vasi, ma l'intossicazione da vitamina D negli animali ha portato anche a ipercalcemia e calcificazione vascolare.

*La nostra conoscenza è stata ampliata da studi epidemiologici che hanno dimostrato che i livelli di 25-idrossivitamina D (25(OH)D) sono inversamente associati a un aumento del rischio CV stesso, ma anche a fattori di rischio CV accertati, come ipertensione arteriosa, disfunzione endoteliale e aterosclerosi.... **Mentre aspettiamo nuovi dati, la conclusione attuale è che la vitamina D è un forte marker di rischio per i fattori di rischio CV e per le stesse malattie CV."***

3) Una review[28] ci dice che:

"Vi è un crescente riconoscimento, tuttavia, che la vitamina D ha azioni non scheletriche, che potrebbero avere importanti implicazioni per comprendere le conseguenze della carenza di vitamina D.

*Negli studi epidemiologici, la carenza di vitamina D è stata costantemente associata ad un aumentato rischio di malattie cardiovascolari e ipertensione. **L'interruzione della segnalazione della vitamina D nei modelli animali promuove l'ipertensione, l'ipertrofia cardiaca e***

l'aterosclerosi."

4) Una review ci dice che:

"I recettori della vitamina D sono stati trovati in tutti i principali tipi di cellule cardiovascolari, inclusi cardiomiociti, cellule della parete arteriosa e cellule immunitarie.

Studi sperimentali hanno stabilito un ruolo dei metaboliti della vitamina D nei percorsi che sono parte integrante della funzione e delle malattie cardiovascolari, tra cui l'infiammazione, la trombosi e il sistema renina-angiotensina.

Gli studi clinici hanno generalmente dimostrato un'associazione indipendente tra carenza di vitamina D e varie manifestazioni di malattie cardiovascolari degenerative inclusa la calcificazione vascolare." https://pubmed.ncbi.nlm.nih.gov/24436433/

5) Uno studio specifico[29] ha mostrato che:

"È emersa la relazione tra malattia coronarica (CAD) e bassi livelli sierici di 25-idrossivitamina D (25(OH)D). Le donne in postmenopausa (PM) sono a maggior rischio di CAD e carenza di vitamina D (VitD).

Per studiare la relazione tra livelli di CAD e VitD nelle donne PM.

Questo studio caso-controllo ha incluso 93 pazienti

consecutive di età compresa tra 50 e 79 anni sottoposte a angiografia per la valutazione di CAD e 119 controlli di pari età. Le concentrazioni sieriche di 25(OH)D sono state classificate come adeguate (siero 25(OH)D: ≥20 ng/mL); insufficiente (siero 25(OH)D: da 10 a <20 ng/mL); e carente (siero 25(OH)D: <10 ng/mL). Sono stati anche esplorati i principali fattori di rischio cardiovascolare.

La CAD si è verificata in 67/127 (52,8%) pazienti con deficit di VitD; 21/66 (31,8%) pazienti con VitD insufficiente; e in 5/19 (26,3%) pazienti con livelli adeguati di VitD.

L'analisi di regressione multivariata ha suggerito che una carenza di VitD aumentava la CAD (odds ratio = 2,891; intervallo di confidenza al 95% = 1,459-7,139, P < 0,001). La carenza di VitD dovrebbe essere valutata nelle donne PM come possibile causa di CAD."

.

6) Come ci dice l'articolo **Vitamin D and hypertension** [30], la carenza di vit. D è stata collegata a malattie autoimmuni, cancro, malattie metaboliche e malattie cardiovascolari.

Nello specifico riguardo all'ipertensione ci dice che:

"L'ipertensione arteriosa, come principale fattore di rischio cardiovascolare, è stata anche correlata alla carenza di vitamina D, portando alla convergenza di due principali

problemi di salute prevalenti nella popolazione mondiale. Pertanto, questo articolo passa in rassegna gli studi più importanti che collegano entrambe le patologie, i meccanismi descritti che le correlano e le prove attuali sull'effetto che l'integrazione di vitamina D potrebbe avere sull'ipertensione arteriosa (AU)."

MORBO DI PARKINSON (PD)

1) Una review [31]ci dice che :

"Sono stati inclusi 1.008 pazienti e 4.536 controlli. I risultati della nostra meta-analisi mostrano che i pazienti con PD avevano livelli medi più bassi di 25-idrossivitamina D [25(OH)D] rispetto ai controlli sani"

2) Uno studio [32] ha trovato che:

"...utilizzando un modello multivariato, concentrazioni più elevate di vitamina D sono state associate a prestazioni migliori in numerosi test neuropsichiatrici nel sottogruppo non demente della coorte.

Associazioni significative sono state trovate specificamente tra la concentrazione di vitamina D e la fluidità verbale e la memoria verbale .

Le concentrazioni di vitamina D erano anche correlate con i punteggi della depressione) nel sottogruppo non demente.

*Conclusioni: **una maggiore vitamina D plasmatica è associata a una migliore cognizione e un migliore umore in questo campione di pazienti con PD senza demenza.***

La determinazione del nesso di causalità richiederà uno

studio di intervento sulla vitamina D. ”

3) Uno studio [33] sperimentale dice che;

“ I livelli plasmatici di 25-idrossi-vitamina D3 sono stati associati con PD in analisi sia univariate che multivariate.... I livelli totali di 25-idrossi-vitamina D erano carenti nel 17,6% dei pazienti con PD rispetto al 9,3% dei controlli.

Bassi livelli di 25-idrossi-vitamina D3 e livelli totali di 25-idrossi-vitamina D erano correlati con punteggi totali più alti della Unified Parkinson's Disease Rating Scale al basale e durante il follow-up.

Conclusioni: il nostro studio rivela un'associazione tra 25-idrossi-vitamina D3 e PD e suggerisce che migliaia di pazienti con PD nel solo Nord America potrebbero essere carenti di vitamina D.

Questa scoperta ha rilevanza immediata per i singoli pazienti a rischio di cadute così come per la salute pubblica e richiede ulteriori indagini sul meccanismo alla base di questa associazione.”

Il mio libro sul Morbo di Parkinson: **MORBO DI PARKINSON : PREVENIRLO E CURARLO CON METODI NATURALI** [34]

MORBO DI ALZHEIMER (AD)

Il **morbo di Alzheimer** è la più comune forma di demenza.

Gli esperti pensano che a causare il morbo di Alzheimer contribuiscano fattori genetici e ambientali, oltre allo stile di vita e, talvolta, la familiarità per la malattia.

Ovviamente, come nel caso del Parkinson e delle altre malattie, le cause sono spesso varie ma anche le terapie non possono essere uniche e devono prendere in considerazione varie sostanze.

1) Una review [35] ci dice che:

"...studi recenti hanno dimostrato che la Vit. D è un ormone neurosteroide essenziale/vitale che svolge un'ampia varietà di ruoli protettivi e regolatori essenziali nel cervello.

Questo articolo esamina gran parte delle prove crescenti degli effetti dannosi della carenza di VitD sul cervello e l'associazione di molti di questi collegamenti comuni con la malattia di Alzheimer (AD).

Discutiamo anche degli effetti benefici visti dall'integrazione di Vit. D.

Sulla base di questo accumulo di studi, proponiamo che lo screening Vit. D dovrebbe essere eseguito almeno in quegli individui a rischio di carenza di Vit. D e AD.
Con un consiglio medico appropriato, coloro che risultano essere carenti di Vit. D dovrebbero essere presi in considerazione per un'integrazione appropriata."

2) Uno studio sperimentale [36] di vaste proporzioni conclude che :

"i nostri risultati confermano che la carenza di vitamina D è associata a un rischio sostanzialmente aumentato di demenza per tutte le cause e malattia di Alzheimer.
Ciò si aggiunge al dibattito in corso sul ruolo della vitamina D nelle condizioni non scheletriche."

3) Uno studio sperimentale [37] che ha somministrato vitamina D e mematina [38] conclude che :

"I pazienti con Alzheimer che hanno assunto memantina più vitamina D per 6 mesi hanno avuto un guadagno cognitivo statisticamente e clinicamente rilevante, sottolineando i possibili benefici sinergici e potenzianti della combinazione."

4) Uno studio[39] ci dice che :

" ...Negli ultimi 25 anni, la vitamina D è emersa come un serio candidato nello sviluppo e nella funzione del sistema

nervoso e come strumento terapeutico in una serie di patologie neurologiche.

Più recentemente, dati sperimentali e preclinici suggeriscono un legame tra lo stato della vitamina D e la funzione cognitiva.

Gli studi sull'uomo supportano fortemente una correlazione tra bassi livelli di 25-idrossivitamina D circolante (25(OH)D) e deterioramento cognitivo o demenza nelle popolazioni che invecchiano.

*Parallelamente, studi sugli animali dimostrano che **l'integrazione con vitamina D è protettiva contro i processi biologici associati alla malattia di Alzheimer (AD) e migliora le prestazioni di apprendimento e memoria in vari modelli animali di invecchiamento e AD.***"

5) Uno studio sperimentale [40] ci dice che:

"...*Scopo del presente studio era vedere l'effetto della vitamina D sulla funzione cognitiva negli anziani.... Un totale di 80 soggetti sono stati arruolati sulla base di Mini Punteggio del Mental State Examination (MMSE) <24 e carenza di vitamina D. Erano divisi in due gruppi: come Gruppo A (caso) e Gruppo B (controllo), ciascun gruppo con 40 soggetti. Intervento (vitamina D supplementazione) è stata data nel Gruppo A.... In conclusione, l'integrazione di vitamina D ha causato un miglioramento significativo delle prestazioni cognitive in* *soggetti con demenza senile."*

In realtà la mole di studi esistenti, dimostrano come carenze di vitamina D possano essere una delle cause dello sviluppo del disturbo e che, quindi, mantenere buoni livelli della vitamina D costituisca un fattore preventivo importante ma anche che la supplementazione con vitamina D nelle persone affette da Alzheimer, possa costituire un importante fattore terapeutico.

Il mio libro sul Morbo di Alzheimer : **ALZHEIMER. PREVENIRLO E CURARLO CON METODI NATURALI: VALUTARE ED ESERCITARE LA TUA MEMORIA** [41]

DISTURBI NEURODEGENERATIVI

Le malattie neurodegenerative sono un insieme di malattie neurologiche che comprendono le più note malattie di Alzheimer e Morbo di Parkinson ma anche altre più rare, come le encefalopatie spongiformi ed altre.

Nel complesso danneggiano progressivamente il cervello e il sistema nervoso, portando alla perdita graduale di funzione.

1) Uno studio[42] che analizza vari studi sperimentali conclude che:

"Presi insieme, questi risultati suggeriscono che la neuroinfiammazione potrebbe innescare la sintesi di 1,25D da parte dei periciti cerebrali, che a loro volta rispondono all'ormone con una risposta antinfiammatoria globale.

Questi risultati identificano i periciti cerebrali come un nuovo tipo di cellula 1,25D-reattiva e forniscono ulteriori prove del potenziale valore della vitamina D nella prevenzione o nella terapia del morbo di Alzheimer e di altre malattie neurodegenerative/neuropsichiatriche associate a una componente infiammatoria."

2) Una review di studi [43] su modelli animali si occupa delle conseguenze della carenza di vitamina D sullo sviluppo del cervello e le sue implicazioni per le malattie psichiatriche e neurologiche degli adulti.

Le conclusioni sono che:

"*La vitamina D esercita la sua funzione biologica non solo influenzando direttamente i processi cellulari, ma anche influenzando l'espressione genica attraverso elementi di risposta alla vitamina D.*

Questa recensione evidenzia le prove genetiche epidemiologiche, neuropatologiche, sperimentali e molecolari che implicano la vitamina D come candidato nell'influenzare la suscettibilità a una serie di malattie psichiatriche e neurologiche.

La forza delle prove varia per la schizofrenia, l'autismo, il morbo di Parkinson, la sclerosi laterale amiotrofica, il morbo di Alzheimer ed è particolarmente forte per la sclerosi multipla."

ANSIA E DEPRESSIONE

Ansia e depressione sono tra i disturbi psicologici più diffusi nel mondo. Parliamo naturalmente della depressione maggiore, clinicamente determinata.

Nel nostro Paese colpisce più di 3 milioni di persone.

In Italia quindi, secondo i dati dell'Organizzazione Mondiale della Sanità (OMS) la depressione ha una prevalenza del 5%.

Naturalmente non rientrano in questi numeri le persone che soffrono di forme depressive più lievi o che non sono state diagnosticate.

Normalmente questa patologia viene curata con vari tipi di farmaci antidepressivi.

L' Associazione Europea Disturbi da Attacchi di Panico (Eurodap) ha svolto un sondaggio on line, al quale hanno risposto oltre 700 soggetti tra i 19 e i 60 anni.

Ha indagato quanto abitualmente le persone sperimentino alcuni dei sintomi tipici dell'ansia e del panico.

Dai risultati è emerso che il 79% di coloro che hanno risposto al sondaggio ha avuto, durante l'ultimo mese, manifestazioni fisiche frequenti e intense di ansia; il 73% si percepisce come una persona molto apprensiva, che si preoccupa facilmente di piccole cose/situazioni; il 68% dichiara di avere non poco disagio a stare lontano da casa o da luoghi familiari, mentre il 91% trova molto spesso difficoltà nel rilassarsi.

Anche per i disturbi d'ansia vengono normalmente somministrati farmaci ansiolitici.

1) L'obiettivo di uno studio [44] era di indagare gli effetti protettivi della vitamina D (Vit D) sull'ansia e sui comportamenti simili alla depressione indotti da imprevedibili stress cronico lieve e criteri di danno ossidativo del tessuto cerebrale e neuroinfiammazione nei ratti.

I ratti sono stati sottoposti a varie forme di stress e supplementari con vitamina D. I risultati sono stati che: *"La vitamina D ha invertito gli effetti dell'UCMS*. I risultati dell'attuale ricerca hanno rivelato che **la vitamina D ha migliorato l'ansia e la depressione** indotte dall'UCMS riducendo lo stress ossidativo cerebrale e inibendo la neuroinfiammazione."* * Unpredictable chronic mild stress

2) Una metanalisi [45] di studi osservazionali e studi controllati randomizzati riguardante la depressione ci

dice che:

"Livelli più bassi di vitamina D sono stati trovati nelle persone con depressione rispetto ai controlli e c'era un rapporto di probabilità maggiore di depressione per le categorie di vitamina D più basse rispetto a quelle più alte negli studi trasversali. Gli studi di coorte hanno mostrato un rapporto di rischio di depressione significativamente aumentato per le categorie di vitamina D più basse rispetto a quelle più alte.
Una bassa concentrazione di vitamina D è associata alla depressione."

3) Uno studio[46] che ha analizzato la supplementazione con vitamina D nel caso di depressione, conclude che:
"Sembra esserci una relazione tra i livelli sierici di 25(OH)D ed i sintomi della depressione.
L'integrazione con alte dosi di vitamina D sembra migliorare questi sintomi, indicando una possibile relazione causale"

4) Uno studio sperimentale con adolescenti depressi conclude che:
"Questo studio ha mostrato bassi livelli di vitamina D in 54 adolescenti depressi, una correlazione positiva tra vitamina D e benessere e un miglioramento dei sintomi legati alla depressione e alla carenza di vitamina D dopo l'integrazione di vitamina D."

5) Uno studio effettuato[47] su 78 persone depresse con oltre 60 anni di età ha trovato che:

"L'analisi di regressione multipla ha mostrato che il gruppo vitamina D e il punteggio di depressione prima dello studio erano le variabili che potevano spiegare l'81,8% del punteggio di depressione dopo l'intervento.

*Conclusione. **I risultati hanno indicato che l'integrazione di vitamina D può migliorare il punteggio della depressione nelle persone di età pari o superiore a 60 anni.**"*

6) Uno studio[48] ci dice che:

"i livelli di calcidiolo sono stati determinati in gruppi di uomini e donne depressi e in uomini e donne con disturbi d'ansia e confrontati con controlli di pari età.*

Livelli significativamente più bassi di calcidiolo sono stati trovati in uomini e donne con depressione così come in pazienti di pari età con disturbi d'ansia" *metabolita vit.D

7) Uno studio [49] sulla supplementazione con vitamina D ci dice che:

*"**L'integrazione di vitamina D è risultata efficace nel migliorare la gravità dei sintomi di GAD* aumentando le concentrazioni di serotonina e diminuendo i livelli del biomarcatore infiammatorio neopterina nei pazienti con GAD.**"* * Generalized Anxiety Disorder

Certamente ignorare questi studi ed i tanti altri che

esistono riguarda ad ansia e depressione permette di spacciare ansiolitici ed antidepressivi che, oltre ad essere assolutamente inutili e pericolosi per la salute, creeranno persone dipendenti dai farmaci a vita.

Il mio libro su Ansia e Depressione: **COMBATTERE STRESS ANSIA DEPRESSIONE: COME RICONOSCERLI COME EVITARLI COME SUPERARLI** [50]

ADHD

Stando a quanto ci dicono i manuali, la **Sindrome da Deficit di Attenzione e Iperattività (ADHD)** è un disturbo neuropsichico in cui possono incorrere, durante lo sviluppo, bambini e adolescenti.

Questa condizione è caratterizzata da evidenti livelli di Disattenzione, unitamente ad Iperattività, cioè ad una attività motoria eccessiva, persistente e continuativa.

Oltre a questo, si riscontrano difficoltà nel controllare gli impulsi comportamentali e verbali. Sempre i manuali, tra cui il DSM 5 oggi in uso, ci dicono che le cause dell' ADHD non sono ancora del tutto note e così l'origine del disturbo viene fatta dipendere dalla combinazione di fattori ambientali, sociali, comportamentali, biochimici e genetici.

Queste cose sono senz'altro vere, ma purtroppo molti testi e la pratica clinica nella maggior parte dei casi, si dimenticano di parlare anche di alcune altre cause, ampiamente dimostrate dalle ricerche scientifiche, che a quanto pare disturbano la narrazione dominante.

Si finisce quindi con l'ignorare le evidenze che dimostrano l'influenza sullo scatenarsi e sul mantenersi di questo disturbo di fattori come certi additivi alimentari, gli zuccheri raffinati, la carenza di Omega 3, solo per citarne alcuni, ma anche l'influenza determinante dovuta al guardare la televisione o comunque uno schermo.

Gli studi seguenti illustrano un'ulteriore carenza, quella di Vitamina D, che è stata riscontrata in queste persone. Sarebbe molto semplice una integrazione con la vitamina D oltre a provvedere agli altri fattori accertati, ma si preferisce ricorere a farmaci come il Ritalin, dagli effetti realmente pericolosi.

1) Uno studio [51] specifico ci dice che:

"Il livello medio di vitamina D nel siero dei bambini con ADHD (19,11±10,10 ng/ml) era significativamente inferiore a quello del gruppo di controllo (28,67±13,76 ng/ml) (P<0,001).

Conclusione. La carenza di vitamina D è stata dimostrata in varie malattie psichiatriche.

Questo studio ha evidenziato un livello significativamente basso di vitamina D sierica nei bambini con ADHD.

Ciò suggerisce la necessità di un monitoraggio regolare dei livelli sierici di vitamina D e del trattamento dei pazienti con carenze di vitamina D."

2) Uno studio [52] prende in considerazione i livelli della **vitamina D e degli acidi grassi Omega-3** come

controllori della sintesi della Serotonina e la loro rilevanza per l'ADHD ma anche per il disturbo bipolare, la schizofrenia ed il comportamento impulsivo:

"Proponiamo un modello in base al quale livelli insufficienti di vitamina D, EPA o DHA, in combinazione con fattori genetici e in periodi chiave durante lo sviluppo, porterebbero all'attivazione e alla funzione disfunzionali della serotonina e potrebbero essere un meccanismo sottostante che contribuisce ai disturbi neuropsichiatrici e alla depressione.

*Questo modello suggerisce che **l'ottimizzazione dell'assunzione di vitamina D e acidi grassi omega-3 marini può aiutare a prevenire e modulare la gravità della disfunzione cerebrale**"*

3) Uno studio [53] effettuato su 50 bambini con ADHD poi supplementari con vitamina D rispetto ad un controllo ci dice che:

"La diagnosi di carenza di vitamina D era significativamente maggiore nei bambini con ADHD rispetto al gruppo di controllo (P <0,05). I bambini con ADHD avevano valori significativamente (P = 0,0009) più bassi di vitamina D sierica (17,23 ± 8,98) rispetto al gruppo di controllo (31,47 ± 14,42).

Il gruppo che ha ricevuto l'integrazione di vitamina D ha dimostrato un miglioramento della funzione cognitiva nei domini del livello concettuale, della disattenzione, dell'opposizione, dell'iperattività e dell'impulsività.

Conclusione: l'integrazione di vitamina D nei bambini con ADHD può migliorare la funzione cognitiva."

4) Uno studio [54] ha indagato gli effetti di una supplementazione di Vitamina D e Magnesio sul comportamento di bambini con ADHD:

"Dopo 8 settimane di consumo di vitamina D e magnesio, i livelli sierici di 25-idrossi-vitamina D3 e magnesio sono aumentati significativamente nel gruppo di intervento rispetto al gruppo placebo.

L'integrazione con vitamina D e magnesio ha causato una significativa diminuzione dei problemi di condotta, dei problemi sociali e dei punteggi di ansia/timidezza; ma non ha avuto effetti significativi sul punteggio dei problemi psicosomatici.

Conclusioni:

L'integrazione di vitamina D e magnesio nei bambini con ADHD è stata efficace su problemi di condotta, problemi sociali e punteggi di ansia/timidezza rispetto all'assunzione di placebo, ma non ha influenzato in modo significativo i punteggi dei problemi psicosomatici."

Il mio libro su ADHD: **ADHD. DISTURBO DA**

IPERATTIVITÀ/DEFICIT D'ATTENZIONE. COSA È, COSA FARE: TUTTO QUELLO CHE C'È DA SAPERE E QUELLO CHE NON SI DEVE SAPERE [55]

IPERATTIVITÀ/DEFICIT D'ATTENZIONE. COSA È, COSA FARE: TUTTO QUELLO CHE C'È DA SAPERE E QUELLO CHE NON SI DEVE SAPERE

SVILUPPO NEURO COGNITIVO

1) Uno studio [56] ha messo in rapporto il contenuto in vitamina D durante la gravidanza e lo sviluppo neuro cognitivo del bambino a 4.6 anni di età ed ha concluso:

"Conclusioni: la 25(OH)D materna nel secondo trimestre è stata positivamente associata al QI a 4-6 anni, suggerendo che lo stato gestazionale di vitamina D può essere un importante predittore dello sviluppo neurocognitivo.

Questi risultati possono aiutare a informare le raccomandazioni nutrizionali prenatali e possono essere particolarmente rilevanti per le donne nere e altre donne dalla pelle scura ad alto rischio di carenza di vitamina D."

2) Uno studio [57] riguarda il livello di vitamina D materno ed il neuro sviluppo a 24 mesi di età ha trovato che:

"questo studio mirava a esplorare la relazione della 25-idrossivitamina D [25(OH)D] in tre trimestri e alla nascita con il neurosviluppo a 24 mesi di età.

Conclusioni: Il sangue del cordone ombelicale 25(OH)D ≥ 12 ng/mL ha un'associazione positiva significativa con lo

sviluppo cognitivo, del linguaggio e motorio a 24 mesi di età.
Uno stato sufficiente di vitamina D in gravidanza potrebbe essere un fattore protettivo per lo sviluppo neurocognitivo subottimale a 24 mesi di età."

3) Uno studio cinese ha determinato se esiste una correlazione tra i livelli sierici di vitamina D e lo sviluppo neurologico e l'antropometria nei neonati.

Le conclusioni sono:

"C'era una differenza significativa tra i gruppi in termini di lunghezza, peso o circonferenza cranica alla nascita (p<0,05).

Nel frattempo, c'era una differenza significativa tra i gruppi nello sviluppo cognitivo e nel rendimento a 6 mesi (p <0,001).

*...**Così abbiamo osservato che la vitamina D materna era associata al neurosviluppo infantile e all'antropometria"***

MALATTIE AUTOIMMUNI

Le malattie autoimmuni sono delle patologie particolari, dato che cominciano a causa di un malfunzionamento del sistema immunitario.

In chi soffre di una malattia autoimmune le cellule e le glicoproteine, costituenti il sistema immunitario, aggrediscono l'organismo che dovrebbero invece difendere da patogeni e da altri agenti patogeni presenti nell'ambiente esterno.

In pratica il sistema immunitario riconosce come estraneo qualche tessuto dell'organismo.

Le cause delle malattie autoimmuni sono poco chiare e argomento di numerose ricerche scientifiche.

Sono state individuati più di 80 tipi diversi di malattie autoimmuni.

Alcune molto note sono l'artrite reumatoide, la sclerosi multipla, il lupus eritematoso sistemico e la sclerodermia.

Al momento queste malattie vengono considerate incurabili e trattate solo con terapie sintomatiche, il cui scopo è ridurre la sintomatologia in atto.

Per questo i risultati dei seguenti studi e dei molti altri esistenti sono di particolare interesse.

1) Uno studio [58] ha indagato se un basso livello di vitamina D sia implicato nell'eziologia di malattie autoimmuni come la sclerosi multipla, l'artrite reumatoide, il diabete mellito insulino-dipendente e la malattia infiammatoria intestinale.

Il risultato è stato che:

"Sperimentalmente, la carenza di vitamina D provoca una maggiore incidenza di malattie autoimmuni.

Meccanicisticamente, i dati indicano un ruolo della vitamina D nello sviluppo dell' autotolleranza. L'ormone della vitamina D (1,25-diidrossi vitamina D(3)) regola la funzione delle cellule T helper (Th1) e delle cellule dendritiche mentre induce la funzione regolatoria delle cellule T.

*Il risultato netto è una diminuzione della risposta autoimmune guidata da Th1 e una diminuzione della gravità dei sintomi. ... **L'aumento dell'assunzione di vitamina D potrebbe ridurre l'incidenza e la gravità delle malattie autoimmuni e il tasso di fratture ossee.**"*

2) Una review [59] su modelli animali ha trovato che

"Il ruolo immunoregolatore della vitamina D influenza sia il sistema immunitario innato che quello adattativo

contribuendo alla tolleranza immunitaria delle strutture del sé. L'alterata fornitura/regolazione della vitamina D, tra gli altri fattori, porta allo sviluppo di processi autoimmuni in modelli animali di varie malattie autoimmuni.

La somministrazione di vitamina D in questi animali porta al miglioramento dei sintomi immuno-mediati. "

3) Uno studio [60] sulla vitamina D nelle malattie autoimmuni sistemiche e organo-specifiche dice che:

"La vitamina D è stata definita un immunomodulatore naturale e, dopo l'attivazione dei suoi recettori (VDR), regola il metabolismo del calcio, la crescita cellulare, la proliferazione e l'apoptosi e altre funzioni immunologiche.

I dati epidemiologici sottolineano una forte correlazione tra uno scarso stato di vitamina D e un rischio più elevato di malattie infiammatorie croniche di varie eziologie, comprese le malattie autoimmuni. Studi epidemiologici, genetici e di base hanno indicato un ruolo potenziale della vitamina D nella patogenesi di alcune malattie autoimmuni sistemiche e organo-specifiche.

Questi studi dimostrano la correlazione tra la bassa vitamina D e la prevalenza delle malattie autoimmuni sistemiche (es. Lupus eritematoso sistemico, artrite reumatoide, ecc.) e organo-specifiche"

4)Uno studio [61] si è occupato del rapporto tra autoimmunità e vitamina D dice che:

"la vitamina D è spesso prescritta dai reumatologi per prevenire e curare l'osteoporosi. Diverse osservazioni hanno dimostrato che la vitamina D inibisce i processi proinfiammatori sopprimendo l'aumentata attività delle cellule immunitarie che prendono parte alla reazione autoimmune.

Inoltre, prove recenti suggeriscono fortemente che l'integrazione di vitamina D può essere terapeuticamente vantaggiosa, in particolare per i disturbi autoimmuni mediati da Th1. Alcuni rapporti implicano che la vitamina D possa persino essere preventiva in alcuni disturbi come la sclerosi multipla e il diabete di tipo 1.

Sembra che la vitamina D abbia oltrepassato i confini del metabolismo del calcio ed è diventata un fattore significativo in una serie di funzioni fisiologiche, in particolare come inibitore biologico dell'iperattività infiammatoria."

MALATTIE METABOLICHE

Le malattie metaboliche come obesità, diabete tipo 2, insulino-resistenza sono sempre più diffuse e contribuiscono a gravi disturbi come ipertensione, infarti ed Ictus.

Anche in questi casi i fattori sono molti, come quelli alimentari, lo stress o la scarsa attività fisica, ma vari studi hanno riportato che l'insufficienza o la carenza di vit. D è collegata al rischio di sindrome metabolica.

1) Una revisione [62] di molti studi conclude che:

"È stato scoperto che bassi livelli sierici di vitamina D sono associati a vari tipi di malattie metaboliche come obesità, diabete mellito, insulino-resistenza, malattie cardiovascolari inclusa l'ipertensione.

Vari studi hanno riportato che l'insufficienza o la carenza di vitamina D è collegata al rischio di sindrome metabolica."

2) Uno studio sperimentale [63] che ha riguardato sia individui di razza bianca che negra, ispanica ed asiatica ha concluso che:

"I risultati dello studio hanno indicato un'associazione

significativa tra carenza di vitamina D e obesità (p <0,05). I pazienti obesi avevano un rischio relativo di 3,36 (IC 95%: 1,50-7,54) per carenza di vitamina D rispetto ai soggetti con BMI normale.

Lo studio ha anche mostrato un'associazione significativa tra i livelli di vitamina D e l'obesità controllando per età, razza e presenza di ipertensione (p <0,05), con asiatici e neri che hanno maggiori probabilità di essere carenti di vitamina D.

Conclusione. Questi risultati hanno dimostrato che l'obesità era un fattore di rischio per la carenza di vitamina D in tutte le razze, in particolare nelle popolazioni asiatiche e nere. Ciò suggerisce che i medici dovrebbero controllare la carenza di vitamina D nelle popolazioni obese, specialmente tra le razze asiatiche e nere."

3) Una review si occupa dei nuovi ruoli della segnalazione di vitamina D/VDR* nella regolazione dell'infiammazione e del microbioma, specialmente nell'obesità ma si estende al potenziale asse intestino-fegato mediato dalla segnalazione VDR* e dal microbiota nell'obesità.*Recettore nucleare Vitamina D.- Le conclusioni sono che:

"La vitamina D nella dieta è fondamentale per uno stato di salute. I VDR sono coinvolti in molte funzioni importanti, tra cui l'immunomodulazione, la proliferazione

e l'autofagia tramite distinte molecole effettrici.

Lo stato e la funzione dei VDR influenzano direttamente il microbioma e sono coinvolto nell'immunità innata e nella modulazione epigenetica dell'ospite. La carenza di vitamina D/VDR è un problema di salute nelle malattie metaboliche."

4) Uno studio epidemiologico[64] italiano ha riguardato 262 soggetti afferiti alle cliniche del diabete e delle malattie metaboliche per la valutazione metabolica. Avevano ricevuto una diagnosi di NAFLD (malattia del fegato grasso non alcolico) e sindrome metabolica. Lo studio ha trovato che:

"I pazienti con NAFLD avevano livelli sierici ridotti di 25(OH) vitamina D rispetto ai soggetti senza NAFLD. La relazione tra NAFLD e livelli ridotti di 25(OH)vitamina D era indipendente da età, sesso, trigliceridi, lipoproteine ad alta densità (HDL) e glicemia (p<0,005) e indice di fegato grasso inversamente correlato con bassi livelli di 25(OH)vitamina D indipendentemente sesso, età e insulino resistenza.

Conclusioni. Bassi livelli di 25(OH)vitamina D sono associati alla presenza di NAFLD indipendentemente dalla sindrome metabolica, dal diabete e dal profilo di insulino-resistenza."

SESSUALITÀ MASCHILE E FEMMINILE

Vari studi hanno identificato l'apparato riproduttivo maschile come un tessuto bersaglio per la vitamina D e dati precedenti suggeriscono un'associazione della 25-idrossivitamina D con i livelli di testosterone negli uomini, ormone basilare della funzione sessuale maschile.

1) Uno studio [65] ha riguardato uomini con un basso livello iniziale di testosterone supplementati per un anno con vitamina D. I risultati sono stati che:

"Rispetto ai valori basali, un aumento significativo dei livelli di testosterone totale, testosterone bioattivo e i livelli di testosterone libero sono stati osservati nel gruppo integrato con vitamina D.

Al contrario, non vi è stato alcun cambiamento significativo in alcuna misura del testosterone nel gruppo placebo.

I nostri risultati suggeriscono che l'integrazione di vitamina D potrebbe aumentare i livelli di testosterone."

2) Uno studio volto a determinare l'influenza dei livelli sierici di vitamina D sulla qualità dello sperma e sui livelli di testosterone ci dice che:

*"Dimostra chiaramente una **relazione diretta e positiva tra il livello sierico di vitamina D e la qualità complessiva dello sperma**, il potenziale riproduttivo maschile e i livelli di testosterone."*

3) Uno studio [66]ci dice che:

"I livelli di Androgeni e quelli di 25(OH)D sono associati negli uomini e rivelano una concordante variazione stagionale"

4) Uno studio [67] ci dice che :

"Nel cuore e nelle pareti dei vasi sanguigni, estradiolo, diidrotestosterone, corticosterone, aldosterone, desametasone e soltriolo (vitamina D) mostrano un legame nucleare. Nel cervello e nel midollo spinale, le regioni neuronali associate alla regolazione cardiovascolare contengono recettori nucleari in modelli specifici per ciascun ormone steroideo, inclusi progesterone e soltriolo.

Questi dati indicano che tutti gli ormoni steroidei esercitano azioni dirette sul sistema cardiovascolare ai suoi diversi livelli di organizzazione, consentendo così l'adattamento alle mutevoli esigenze durante la riproduzione (steroidi gonadici), lo stress (steroidi surrenali) e le stagioni solari (vitamina D-soltriolo). "

5) Uno studio [68] su uomini di media età ed anziani ci dice che:

"I risultati degli studi di coorte e trasversali hanno dimostrato che la carenza di vitamina D è associata all'incidenza della depressione negli uomini più anziani. Inoltre, i documenti hanno riportato l'associazione positiva tra vitamina D e testosterone e studi precedenti hanno dimostrato che il testosterone può coinvolgere l'umore.

Abbiamo proposto meccanismi scientifici che hanno dimostrato che la vitamina D può anche svolgere un ruolo protettivo nella depressione attraverso il suo effetto sul testosterone. Pertanto, è una raccomandazione a basso rischio e sicura per gli uomini di mezza età e anziani utilizzare il supplemento di vitamina D o l'esposizione alla luce solare per prevenire la depressione."

6) Uno studio [69]che si è occupato del ruolo della vitamina D sulla gravidanza e sulla placenta ha concluso che:

"La placenta umana esprime tutti i componenti per la segnalazione della vitamina D, inclusi VDR, RXR, CYP27B1 e CYP24A1. Weismann et al. hanno scoperto che i tessuti deciduali e placentari umani sintetizzano 1,25(OH)2D e 24,25(OH)2D. In accordo con questi

risultati, sinciziotrofoblasti umani primari in coltura e cellule deciduali producono 1,25(OH)2D e secernono la forma attiva nel terreno di coltura. L'aumento dei livelli di 1,25(OH)2D riduce la trascrizione del CYP27B1 nell'uomo primario.

Conclusioni. Abbiamo descritto i molteplici effetti della vitamina D sulla salute umana. Le vie classiche e non classiche di questo ormone influenzano il metabolismo del calcio, il sistema immunitario, la proliferazione e la differenziazione cellulare, le infezioni e il cancro. Gli enzimi codificati dai geni CYP27B1 e CYP24A1 sono regolatori locali dei livelli di 1,25(OH)2D, che lega il VDR per indurre risposte genomiche e non genomiche. È importante sottolineare che gli analoghi della vitamina D offrono nuove potenzialità per il trattamento di una varietà di malattie"

7) Una review[70] si è occupata della vitamina D e della fertilità femminile.

"...l'integrazione di vitamina D ha avuto un effetto benefico sui lipidi sierici nelle donne con PCOS. Il trattamento con vitamina D ha migliorato l'endometriosi in un modello di ratto e l'aumento dell'assunzione di vitamina D era correlato a un ridotto rischio di endometriosi incidente.

La vitamina D è stata anche favorevolmente associata alla dismenorrea primaria, al leiomioma uterino e alla riserva ovarica nelle donne in tarda età riproduttiva.

Riepilogo. Nelle donne sottoposte a fecondazione in vitro, deve essere ottenuto un livello sufficiente di vitamina D (≥30 ng/ml).

L'integrazione di vitamina D potrebbe migliorare i parametri metabolici nelle donne con PCOS. Un'elevata assunzione di vitamina D potrebbe essere protettiva contro l'endometriosi."

CONSIDERAZIONI FINALI

Nel testo e nei vari capitoli abbiamo brevemente selezionato alcuni articoli scientifici specifici dell'importanza e del ruolo della vitamina D in numerose patologie o comunque in condizioni fisiologiche.

Volutamente si è solo accennato, all'inizio, dell'importanza della vitamina D nei processi di ossificazione, essendo questo un argomento universalmente conosciuto.

A scanso di equivoci voglio comunque sottolineare che più o meno in ognuno degli argomenti trattati entrano in gioco anche altre sostanze come, solo per fare qualche esempio, il magnesio, la vitamina K e la vitamina E.

Riporto sotto solo qualche studio come esempio di queste interazioni.

1) Uno studio [71] ha riguardato il Magnesio e la vitamina D e ci dice che:

"Tutti gli enzimi che metabolizzano la vitamina D sembrano richiedere il magnesio, che agisce come cofattore nelle reazioni enzimatiche nel fegato e nei reni. Si dice

che la carenza di uno di questi nutrienti sia associata a vari disturbi, come deformità scheletriche, malattie cardiovascolari e sindrome metabolica. È quindi essenziale assicurarsi che venga consumata la quantità raccomandata di magnesio per ottenere i benefici ottimali della vitamina D."

2) Uno studio [72] effettuato su 101 pazienti affetti da Colite Ulcerosa (CU) ha trovato che:

"La densità minerale ossea nei pazienti con CU sembra diminuire a un ritmo più elevato ed è associata a livelli più bassi di vitamina K, vitamina D e calcio nel siero, nonché al consumo di corticosteroidi. Stretti follow-up, integratori alimentari e limitazioni all'uso di corticosteroidi potrebbero essere utili per i pazienti affetti da CU e ridurre il rischio di sviluppare l'osteoporosi."

3) Uno studio [73] ha riguardato l'aterosclerosi, una malattia progressiva e multifattoriale che si verifica sotto l'influenza di vari fattori di rischio. Lo studio ha trovato che:

"Sembra che il consumo combinato di gamma-tocoferolo, vitamina C, D e tetraidrobiopterina (BH4) possa essere estremamente efficace sia nella prevenzione dell'aterogenesi che nella soppressione dello sviluppo della placca.*

A questo proposito, uno dei problemi principali è l'effetto della carenza di vitamine E e D sulla rete di microRNA nell'aterosclerosi.

Vari studi hanno indicato che i miRNA hanno ruoli chiave nella patogenesi dell'aterosclerosi.

La carenza di vitamine E e D potrebbe fornire una deregolamentazione per la rete di miRNA e questi eventi potrebbero portare alla progressione dell'aterosclerosi.

**Il tocoferolo è uno dei principali composti detti vitamina E "*

4) Uno studio[74] sull'assunzione di vitamine D ed E durante la gravidanza ha determinato che :

"Una bassa assunzione materna di vitamina D ed E durante la gravidanza è associata ad un aumentato rischio di sviluppare asma nei bambini nei primi 10 anni di vita. Queste associazioni possono avere implicazioni significative per la salute pubblica."

Non dobbiamo quindi considerare la vitamina D, così come ogni altro nutriente, una sostanza miracolosa, ma un principio attivo da includere nella nostra alimentazione o, nel caso specifico della vitamina D anche cercando di esporsi al sole nella stagione invernale. In caso di necessità si può comunque anche ricorrere all'integrazione

Gli altri volumi di questa Collana intitolata: **Vitamine e**

Sali Minerali, si occupano di tutte le altre sostanze di questo tipo.

Mi sono limitato a citare pochissimi studi tra quelli disponibili che in realtà sono centinaia e spesso migliaia.

Si tratta, quindi, di informazioni liberamente disponibili su motori di ricerca specializzati come Pub Med [75]**, ma che vengono nascoste al grande pubblico dai mezzi di disinformazione al servizio della mafia farmaceutica.**

Mi auguro che questo mio piccolo lavoro possa essere utile a qualcuno.

CHI SONO IO

Sono un Nutrizionista ed uno Psicologo.

Ho lavorato per oltre 30 anni in vari ambulatori della Toscana nel settore nutrizione, anche con persone con Disturbi del Comportamento Alimentare.

Sono stato professore a contratto presso la Facoltà di Medicina dell'Università di Pisa d in altre.

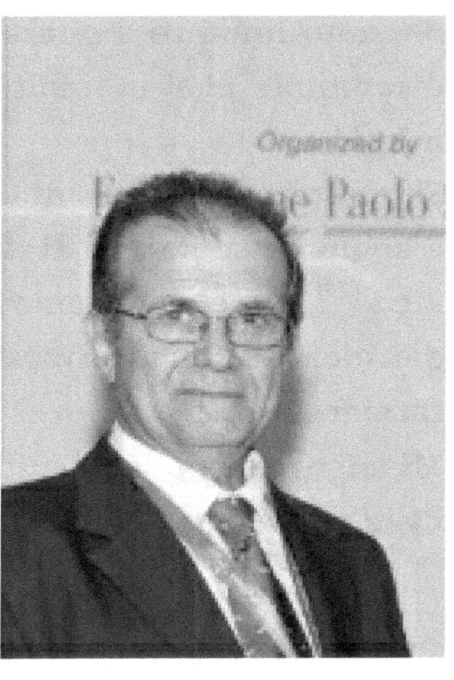

Continuo ad effettuare consulenze online tramite il mio sito:

www.dietazonaonline.com

Per saperne più su di me puoi andare al mio curriculum https://dietazonaonline.com/ curriculum-vitae-dott-buracchi

Se vuoi mi puoi scrivere a g.buracchi@gmail.com
anche per consigli sui Fiori di Bach

Se ti interessano altri miei libri di alimentazione, salute naturale, psicologia e romanzi mi trovi su Amazon

https://www.amazon.it/s?k=gabriele+buracchi

BIBLIOGRAFIA

---

[1] **Amigdalina o Vitamina B 17 N.B.**

Si tratta di una sostanza molto controversa perché la sua somministrazione può aiutare a proteggere da alcuni tipi di cancro, aumenta l'immunità e riduce il dolore in diverse malattie.

Altro effetto è l'abbassamento della pressione sanguigna. Ma oltre agli effetti benefici, è una sostanza potenzialmente molto tossica per il contenuto in cianuro che consiglia un uso molto attento.

Se ne parla nel lubro specifico.

[2] Vitamin D: A millenium perspective - Holick - 2003 - Journal of Cellular Biochemistry - Wiley Online Library

[3] https://link.springer.com/article/10.1007/BF00003584

[4] https://www.ncbi.nlm.nih.gov/pmc/articles/PMC6073725/

[5] https://nyaspubs.onlinelibrary.wiley.com/doi/abs/10.1196/annals.1402.036

[6] https://pubmed.ncbi.nlm.nih.gov/22040824/

[7] https://pubmed.ncbi.nlm.nih.gov/33207753/

[8] Putative roles of vitamin D in modulating immune response and immunopathology associated with COVID-19 - PubMed (nih.gov)

[9] Role of vitamin D in preventing of COVID-19 infection, progression and severity - PubMed (nih.gov)

[10] https://pubmed.ncbi.nlm.nih.gov/33065275/

[11] https://pubmed.ncbi.nlm.nih.gov/20639756/

[12] https://www.cancer.gov/about-cancer/causes-prevention/risk/diet/vitamin-d-fact-sheet

[13] Thorne J, Campbell MJ. The vitamin D receptor in cancer. Proceedings of the Nutrition Society. 2008;67(2):115-127. [PubMed Abstract]

[14] Moreno J, Krishnan AV, Feldman D. Molecular mechanisms mediating the antiproliferative effects of vitamin D in prostate cancer. *Journal of Steroid Biochemistry and Molecular Biology* 2005; 97(1–2):31–36. [PubMed Abstract]

[15] Holt PR, Arber N, Halmos B, et al. Colonic epithelial cell proliferation decreases with increasing levels of serum 25-hydroxy vitamin D. *Cancer Epidemiology, Biomarkers, and Prevention* 2002; 11(1):113–119. [PubMed Abstract]

[16] Deeb KK, Trump DL, Johnson CS. Vitamin D signalling pathways in cancer: potential for anticancer therapeutics. Nature Reviews Cancer. 2007;7(9):684-700. [PubMed Abstract]

[17] Ma Y, Zhang P, Wang F, et al. Association between vitamin D and risk of colorectal cancer: a systematic review of prospective studies. *Journal of Clinical Oncology.* 2011;29(28):3775-3782. [PubMed Abstract]

[18] Gandini S, Boniol M, Haukka J, et al. Meta-analysis of observational studies of serum 25-hydroxyvitamin D levels and colorectal, breast and prostate cancer and colorectal adenoma. *International Journal of Cancer.* 2011;128(6):1414-1424. [PubMed Abstract]

[19] Woolcott CG, Wilkens LR, Nomura AM, et al. Plasma 25-hydroxyvitamin D levels and the risk of colorectal cancer: the multiethnic cohort study. *Cancer Epidemiology, Biomarkers & Prevention.* 2010;19(1):130-134. [PubMed Abstract]

[20] Jenab M, Bueno-de-Mesquita HB, Ferrari P, et al. Association between pre-diagnostic circulating vitamin D concentration and risk of colorectal cancer in European populations:a nested case-control study. *BMJ.* 2010;340:b5500. [PubMed Abstract]

[21] https://pubmed.ncbi.nlm.nih.gov/35406059/

[22] Frontiers | Vitamin D and Cancer (frontiersin.org)

[23] https://www.sciencedirect.com/science/article/abs/pii/S0960076006002585

[24] The Role of Vitamin D in Cancer Prevention | AJPH | Vol. 96 Issue 2 (aphapublications.org)

[25]Vitamin D and colon cancer in: Endocrine-Related Cancer Volume 19 Issue 3 (2012) (bioscientifica.com)

[26] https://pubmed.ncbi.nlm.nih.gov/21682758/

[27] https://pubmed.ncbi.nlm.nih.gov/28451877/

[28] https://pubmed.ncbi.nlm.nih.gov/26768241/

[29]https://pubmed.ncbi.nlm.nih.gov/32176108/

[30] Vitamina D e hipertensión arterial | Med. clín (Ed. impr.);138(9): 397-401, abr. 2012. | IBECS (bvsalud.org)

[31] https://pubmed.ncbi.nlm.nih.gov/24847960/

[32] https://pubmed.ncbi.nlm.nih.gov/24081441/

[33] https://n.neurology.org/content/81/17/1531.short

[34] https://www.amazon.it/dp/B0BYDLJ8G5

[35] https://www.sciencedirect.com/science/article/abs/pii/S0969996115300048

[36] https://n.neurology.org/content/83/10/920.short

[37] https://journals.lww.com/cogbehavneurol/Abstract/2012/09000/Effectiveness_of_the_Combination_of_Memantine_Plus.3.asp

[38] La memantina è un principio attivo appartenente al cosiddetto gruppo dei farmaci anti-demenza impiegati nella terapia del morbo di Alzheimer.

[39] https://content.iospress.com/articles/journal-of-alzheimers-disease/jad150943

[40] https://www.ijpp.com/IJPP%20archives/2015_59_1/94-99.pdf

[41] https://www.amazon.it/dp/B0BXWY54JN

[42] Additional clues for a protective role of vitamin D in neurodegenerative diseases: 1,25-dihydroxyvitamin D3 triggers an anti-inflammatory response in brain pericytes - PubMed (nih.gov)

[43]https://onlinelibrary.wiley.com/doi/abs/10.1111/nan.12020

[44] https://pubmed.ncbi.nlm.nih.gov/33106919/

[45] https://pubmed.ncbi.nlm.nih.gov/23377209/

[46] Effects of vitamin D supplementation on symptoms of depression in overweight and obese subjects: randomized double blind trial - Jorde - 2008 - Journal of Internal Medicine - Wiley Online Library

[47] Effect of vitamin D supplementation on depression in elderly patients: A randomized clinical trial - ScienceDirect

[48] https://www.researchgate.net/profile/Luboslav-Starka/publication/289760100_Vitamin_D_in_Anxiety_and_Affective_Disorders/links/5a17f3854585155c26a7a25a/Vitamin-D-in-Anxiety-and-Affective-Disorders.pdf

[49] Vitamin D supplementation ameliorates severity of generalized anxiety disorder (GAD) | SpringerLink

[50] https://www.amazon.it/dp/B0BF3FZBFH

[51] The Relationship between Serum Vitamin D Level and Attention Deficit Hyperactivity Disorder - PMC (nih.gov)

[52] Vitamin D and the omega-3 fatty acids control serotonin synthesis and action, part 2: relevance for ADHD, bipolar disorder, schizophrenia, and impulsive behavior - Patrick - 2015 - The FASEB Journal - Wiley Online Library

[53] https://journals.sagepub.com/doi/abs/10.1177/1060028018759471?journalCode=aopdother without vitamin D supplementation.

[54] Effect of Vitamin D and Magnesium Supplementation on Behavior Problems in Children with Attention-Deficit Hyperactivity Disorder - PMC (nih.gov)

[55] https://www.amazon.it/dp/B0BT4WC9RN

[56] Maternal Plasma 25-Hydroxyvitamin D during Gestation Is Positively Associated with Neurocognitive Development in Offspring at Age 4-6 Years - PubMed (nih.gov)

[57] Maternal and neonatal blood vitamin D status and neurodevelopment at 24 months of age: a prospective birth cohort study - PubMed (nih.gov)

[58] https://pubmed.ncbi.nlm.nih.gov/15564440/

[59] https://onlinelibrary.wiley.com/doi/full/10.1111/j.1365-3083.2008.02127.x

[60] https://link.springer.com/article/10.1007/s12016-012-8342-y

[61] https://ard.bmj.com/content/66/9/1137.short

[62] Vitamin D and Metabolic Diseases: Growing Roles of Vitamin D - PMC (nih.gov)

[63] The incidence of vitamin D deficiency in the obese: a retrospective chart review - PMC (nih.gov)

[64] https://bmcmedicine.biomedcentral.com/articles/10.1186/1741-7015-9-85

[65] Effect of vitamin D supplementation on testosterone levels in men - PubMed (nih.gov)

[66] https://onlinelibrary.wiley.com/doi/abs/10.1111/j.1365-2265.2009.03777.x

[67] https://link.springer.com/article/10.1007/BF01955408

[68] https://www.tandfonline.com/doi/abs/10.1080/10408398.2021.2015284

[69] https://www.sciencedirect.com/science/article/abs/pii/S0143400410003206

[70] https://journals.lww.com/co-obgyn/Abstract/2014/06000/

Vitamin_D_and_female_fertility.5.aspx

[71] https://www.degruyter.com/document/doi/10.7556/jaoa.2018.037/html?lang=de

[72] https://www.sciencedirect.com/science/article/pii/S2603924921000884

[73] https://onlinelibrary.wiley.com/doi/abs/10.1002/jcp.25738

[74] https://erj.ersjournals.com/content/45/4/1027.short

[75] vitamin D - Search Results - PubMed (nih.gov)

www.ingramcontent.com/pod-product-compliance
Lightning Source LLC
Chambersburg PA
CBHW070755250726
48662CB00004B/1809